L'Alimentation Pour Les Diabétiques

Li Ann

TABLE DES MATIÈRES

Avant-propos   1

Perdez du poids   3

Garder le contrôle sur le taux de glycémie   6

Les protéines   12

Cuisines du monde et diabète   13

Restaurants, fast-food et diabète   15

Enfant et diabète   18

Faire ses courses   19

Quelques recommandations   21

AVANT-PROPOS

Les personnes ayant été diagnostiquées comme diabétiques veulent tout d'abord savoir qu'est-ce qu'elles peuvent manger et ne pas manger. Certaines idées reçues stipulent qu'il y a un bon nombre d'aliments à éviter, mais ce n'est pas toujours forcément le cas.

La bonne nouvelle, c'est que les personnes diabétiques peuvent manger pratiquement de tout. Le point le plus important c'est de garder le contrôle sur son taux de glycémie et de savoir exactement l'effet que la nourriture qu'on va consommer va avoir sur ce taux. Ce qui n'est pas toujours évident.

En étant diabétique, vous n'êtes donc jamais obligé de ne plus manger ce que vous aimez le plus. Vous devez juste faire plus attention à la quantité et à ce que vous mangez avec.

C'est surtout la quantité de nourriture qui impacte le plus sur ce taux de glycémie. Les personnes diabétiques doivent apprendre avant tout à se modérer, à ne pas manger plus que nécessaire, surtout pour les aliments qui ont le plus d'effet sur leur taux de glycémie.

Les diabétiques doivent toujours avoir une idée sur la quantité de calories qu'un repas va apporter. Il n'est pas forcément nécessaire de savoir exactement combien de kilocalories on va obtenir, mais juste rester dans un intervalle qu'on peut qualifier d' « acceptable ».

Un régime alimentaire pour diabétique convient également aux personnes qui ne souffrent pas de diabète. Et cela aide à prévenir aussi certains troubles comme l'hypertension.

Ce livre apporte quelques recommandations simples à suivre pour vivre plus aisément avec le diabète.

ATTENTION : ce livre ne remplace pas la consultation d'un médecin ou d'un spécialiste, et n'est en aucun cas un substitut d'un traitement médical.

PERDEZ DU POIDS

Plus vous perdez du poids et plus vous vous rapprochez de votre poids idéal, plus votre taux de glycémie se stabilisera et sera plus facile à contrôler.

Perdez du poids pour atteindre votre poids idéal : vous perdez du poids en réduisant la quantité de nourriture que vous consommez, en réduisant la quantité de matières grasses, et surtout en faisant de l'exercice.

Vous pouvez consulter un nutritionniste pour vous aider sur cela. Il y a aussi des sites web sur Internet qui vous permettent de calculer votre poids idéal selon votre taille.

Selon votre alimentation, vous devez aussi voir le type et la durée d'exercices physiques nécessaires pour atteindre rapidement votre poids idéal. Au minimum, faites de la marche pendant 30 minutes par jour.

Si vous faites du jogging quotidiennement, c'est encore mieux.

Il est préférable de perdre du poids lentement que rapidement. Vous ne sentirez pas vraiment la différence et l'envie de se jeter sur la nourriture ne sera pas intense. Allez-y lentement et progressivement dans la réduction de la quantité de nourriture consommée, dans l'intensité et la durée des exercices physiques.

Réduisez la consommation de sucres, de matières grasses et d'alcool : cela vous aide aussi à perdre du poids, surtout que ces produits n'apportent rien pour le corps à part un excédent de calories.

Un moyen très simple pour éviter de manger plus que la quantité nécessaire est tout simplement de réduire de moitié la portion que vous mangiez avant.

Ceci s'applique surtout quand vous mangez chez un ami ou dans un restaurant. Surtout que les restaurants (en particulier les fast-foods) servent presque toujours en trop grande quantité.

Partagez ce que vous consommez avec une autre personne ou simplement emportez la moitié chez vous pour la consommer plus tard.

Gardez un œil sur la quantité de matières grasses que vous consommez :

Consommez uniquement de la viande faible en matière grasse, comme la dinde. Ne mangez pas la peau pour le poulet. Enlevez le gras pour la viande.

Le poisson est le meilleur choix pour avoir des protéines sans consommer de matières grasses.

Evitez les œufs (surtout le jaune d'œuf) et tout ce qui est riche en cholestérol, comme les abats.

Les graisses saturées (beurre, lard, fromage blanc) sont à éviter.

Les graisses d'origine végétale sont recommandées car ce sont des graisses non saturées : huile d'olive, huile de colza, l'avocat. Néanmoins, l'huile de palme et l'huile de noix de coco sont des graisses hautement saturées, donc à éviter.

Votre quantité de calories journalières provenant de matières grasses ne doit pas dépasser les 30% de la quantité totale. Et dans ce pourcentage, au maximum un tiers de ces calories doit provenir des graisses saturées.

Consommez de préférence du lait et des produits laitiers faibles en matière grasse, ce qui donnera la quantité de calcium dont l'organisme a besoin. Sachez également que le lait de soja, le tofu, le navet et le chou frisé sont également riches en calcium (et sans matière grasse).

Pour ajouter du goût et de la saveur à vos plats, il n'est pas toujours nécessaire d'utiliser des sauces riches en matière grasse et du sel. Vous pouvez utiliser par exemple le basilic, la coriandre, la menthe ou le persil.

Faites attention au fromage de chèvre : c'est très riche en graisses saturées.

La friture n'est pas du tout conseillée pour les diabétiques. Consommez des aliments frits aussi rarement que possible.

L'huile de colza est une bonne source de graisse non saturée (bon pour le cœur), mais attention car elle apporte aussi pas mal de calories.

Il est préférable de cuire le poisson en le faisant bouillir, griller ou passer au four. Faire frire le poisson ajoute de la matière grasse qui n'est pas bon du tout.

Le blanc de poulet est la partie la plus pauvre en gras, donc c'est le meilleur choix pour la consommation.

La peau de poulet est très riche en graisses saturées. Il est absolument déconseillé d'en consommer. Enlevez toujours la peau quand vous mangez du poulet.

La croûte de tarte est très élevée en calorie et en matière grasse, en raison de la préparation avec du beurre.

La matière grasse des margarines n'est pas aussi bonne pour les diabétiques

La meringue ne contient pas de matière grasse et prend le goût de ses ingrédients comme l'amande, la menthe ou le chocolat.

Les olives et les avocats sont aussi très riches en matière grasse. Les noix, les chips ou le fromage avant un dîner ne sont pas aussi conseillés, de même pour la mayonnaise.

GARDER LE CONTRÔLE SUR LE TAUX DE GLYCÉMIE

Une idée c'est aussi de faire un peu de musculation. Quand vos muscles se développent, ils absorbent plus du glucose dans le sang et aident à maintenir votre taux de glycémie.

Bien sûr, il ne s'agit pas d'aller loin dans le body-building (sauf si vous le souhaitez) mais juste de faire selon vos capacités et pour votre santé. Vous améliorez aussi votre endurance physique en même temps.

Du vin pris avec grande modération aide à réduire le taux de glycémie. Mais pour éviter le risque d'hypoglycémie dans ce cas, les diabétiques doivent toujours prendre de la nourriture avec le vin.

En tout cas, il vaut mieux s'abstenir de tout alcool dans les cas suivants :
- Femme enceinte
- Prise de médicaments (pour le traitement du diabète ou pas)
- Autres troubles de la santé comme l'hypertension artérielle

Calculez le nombre de calories que vous devez avoir au maximum pendant un repas et pour chaque type de nourriture. Les sources de ces calories doivent provenir de 3 types : les carbohydrates, les protéines et les matières grasses.

Les carbohydrates proviennent de l'amidon (les céréales, les pâtes, le pain, les légumes comme les haricots, les poids ou les lentilles), des fruits.

Le lait et les produits laitiers aussi sont une source de carbohydrate, mais contiennent aussi des protéines et des matières grasses.

Enfin les gâteaux, cookies, boissons sucrés et crèmes glacées sont aussi des sources de carbohydrate.

Ce sont les carbohydrates qui ont l'effet le plus rapide sur le taux de glycémie. Et les personnes diabétiques doivent y faire particulièrement attention.

Gardez la quantité de carbohydrate dans les 40 à 65% du nombre total de calories que vous obtenez de ce que vous mangez quotidiennement. Ainsi vous n'aurez pas de mal à garder le contrôle sur votre taux de glycémie.

Préférez les sources de carbohydrate qui ont un faible index glycémique comme l'avoine, les céréales non raffinés, ou le riz basmati.

« Consommez des aliments riches en fibre »

Préférez aussi les aliments sources de carbohydrate qui sont riches en fibres. Les fibres réduisent le taux de glycémie.

Les fibres sont présentes dans les légumes, les fruits et les grains complets. La viande ne contient pas de fibre.

Préférez manger un fruit en entier plutôt que de boire seulement le jus. Les fibres contenues dans le fruit ainsi que leur peau ralentissent la digestion, ce qui ralentit la montée du taux de glycémie.

Pour les haricots en conserve, recherchez ceux qui ont un faible teneur en sodium et qui ne contiennent pas de matière grasse. Rincez et égouttez-les avant de les consommer. Les haricots sont aussi riches en fibre, qui vous aide à contrôler le taux de glycémie et qui donne aussi une bonne impression de satiété.

Les choux-fleurs sont excellents pour la vitamine C et les fibres. Vous pouvez les utiliser à la place des pommes de terre pour mieux maintenir votre taux de glycémie.

Les champignons sont aussi d'excellentes sources de fibre.

Les noix sont une excellente source de fibre et de graisse non saturée, mais à consommer quand même avec modération. La protéine qu'ils contiennent aide aussi à stabiliser le taux de glucose. Voici par exemple ceux qui sont conseillés : amandes, graines d'acajou, noisettes, graines de tournesol, cacahouètes.

Le riz brun est aussi intéressant pour les diabétiques à cause de sa richesse en fibre.

Les pâtes à base de blé complet sont très riches en fibre.

Les lentilles sont des sources de protéines qui sont aussi très riches en fibre.

Les haricots contiennent énormément de fibres, et surtout des fibres qui réduisent le taux de mauvais cholestérol.

Consommez beaucoup de fibres au petit-déjeuner : fruits, des céréales comme le flocon d'avoine. Choisissez toujours du lait écrémé et jamais de lait entier, et pour les œufs, ne mangez que le blanc. Voici ce qui n'est pas conseillé pour le petit-déjeuner : les quiches, le bacon, les frites, les croissants, les pâtes et les donuts.

Le jus de fruit n'apporte plus les fibres contenues dans le fruit entier, donc affecte votre taux de glucose. Utilisez donc juste un peu de jus pour donner du goût à vos desserts.

« Pouvez-vous consommer du sucre et des aliments sucrés ? »

Les diabétiques peuvent très bien consommer du sucre (par exemple dans un thé ou dans un café), restez juste à une cuillerée et gardez toujours un œil sur la quantité de calories que vous obtenez avec ce que vous mangez d'autre.

Beaucoup de choses sont préparées avec du sucre, comme par exemple le ketchup. Il faut bien connaître ce que l'on consomme.

Préférez consommer des fruits à faible index glycémique (consultez un nutritionniste à ce propos), comme les abricots, les pommes, les kiwis, les fraises, …). Les fruits à index glycémique élevé (les dates, les ananas, les raisins, …) peuvent être consommés mais avec précaution (et en faisant aussi attention à ce que vous mangez avec).

Si faites partie des personnes qui cherchent toujours à grignoter quelque chose de sucré après un repas, vous pouvez préparer des choses simples comme les suivantes et qui conviendront très bien :

- Remplissez un bac à glaçon d'une boisson non-sucré et passez au congélateur. Les glaçons ainsi obtenus peuvent être mis dans votre verre de jus de fruit ou de légume.

- Du raisin : enlevez les tiges et nettoyez-les avant de les conserver dans le réfrigérateur.

- Du yaourt : assurez-vous de prendre ceux qui ne sont pas sucrés.

Sur votre lieu de travail, évitez la tentation de la cafétéria où vous risquez de manger trop sucré quand vous avez un petit creux.

Préparez à la place un garde-manger dans votre bureau où vous mettez en permanence des coupe-faims qui ne représentent aucun risque : des noix, du pudding ou de la gélatine sans sucre, des barres de protéine non sucré ou faible en sucre, des boissons non-sucrés ou du jus de légume.

L'organisme peut toujours réclamer du sucre. Ce qui est parfaitement normal et ne doit pas vous gêner. Faites juste preuve d'autodiscipline.

Ce sont les diabétiques qui sont surtout en surpoids qui doivent vraiment faire très attention à la consommation de sucre.

Il existe des substituts artificiels au sucre qui n'apportent pas (ou très peu) de calories supplémentaires, et qui peuvent servir à sucrer votre nourriture. Consultez votre nutritionniste pour voir ce qui vous convient.

« Quelques habitudes à prendre pour ne pas faire du tort à votre taux de glycémie »

Faites-vous aider par un nutritionniste pour calculer la quantité de calories que vous obtenez par les aliments que vous consommez. Les sources de calories sont de 3 types : les carbohydrates, les protéines et les matières grasses.

Quand vous savez ce qu'un aliment apporte, ainsi que la quantité de calories, vous pouvez ainsi varier votre alimentation sans prendre de risque.

La quantité de calories nécessaires chaque jour dépend aussi de votre style de vie : si vous êtes assis dans un bureau toute la journée, vous avez besoin de moins de calorie qu'une personne qui est très actif physiquement.

Prenez l'habitude de toujours consulter l'étiquette sur l'emballage d'un produit afin de connaître la quantité de carbohydrate, de protéine et de matières grasses qu'il contient. Cela vous permettra de calculer le nombre de calories apportés par ce produit.

Quand vous savez bien calculer la quantité de calories qu'il vous faut pendant une journée, et que vous savez balancer cela en carbohydrate, protéine et matière grasse, vous pouvez varier à l'infini ce que vous mangez. Vous n'êtes pas obligé de toujours consommer les mêmes choses.

Quand vous avez faim alors que vous ne devez pas manger, grignotez quelque chose qui est faible en calorie (comme des petites carottes, un fruit, …) ou oubliez la faim en vous plongeant dans une activité prenante.

Préparer vous-même ce que vous mangez vous permet de garder le contrôle sur la quantité et la balance entre les carbohydrates, protéine et matière grasse.

Quand les horaires de repas sont réguliers, cela aide déjà beaucoup à réguler le taux de glycémie, surtout si vous commencez la journée avec un petit déjeuner complet et bien équilibré.

En comparaison avec le riz ou le blé, l'orge a meilleur effet sur le taux de glycémie.

Les pâtes préparées à base de farine de semoule nous aident à maintenir un état de satiété pendant plus longtemps et ont une faible incidence sur le taux de glycémie. Les pâtes ont aussi un faible index glycémique (41).

Les diabétiques doivent quand même classer les légumes en 2 catégories : les légumes riches en féculent (maïs, pomme de terre, …), qui doivent être consommés avec précaution – et les légumes qui sont entièrement bénéfiques pour le diabète (haricots, tomates, …).

Les légumes qui contiennent beaucoup d'eau n'ont qu'un très faible apport en protéine et en carbohydrate (céleri, endive, concombre, …).

Maintenez votre taux de glycémie stable en contrôlant bien la taille de la portion de nourriture et en grignotant un peu entre les repas pour éviter d'avoir trop faim.

Grignotez un peu quelque chose avant et après un exercice physique pour vous donner un peu d'énergie. Veillez juste à ne pas en faire trop.

Voici quelques exemples d'aliments que vous pouvez grignoter entre les repas (en restant raisonnable sur la quantité), et qui conviennent bien aux diabétiques :
du fromage blanc, des biscuits à base de farine de blé complet, des abricots séchés, des noix de soja grillés, des amandes, du thon avec de la mayonnaise légère, du jus de légume.

On a tendance à manger tout ce qui nous tombe sous la main quand on est affamé. Et le risque de consommer quelque chose de trop riche en sucre, en sel ou en matière grasse devient élevé.

Pour éviter cela, gardez toujours à portée de main dans le réfrigérateur des choses « saines » à grignoter : par exemple un bol de légumes frais. Il en est de même avec les boissons : gardez toujours des boissons non-sucrés disponibles chez vous ou sur vous.

Il est important d'éviter d'avoir trop faim pour ne pas manger trop au repas suivant. Si par exemple le dîner sera retardé, ou quand vous avez pris le petit-déjeuner trop tôt, grignotez toujours quelque chose. Vous pouvez même avoir 5 ou 6 « mini-repas » quotidiennement.

La cuisine végétarienne n'est pas toujours sans danger pour les diabétiques. On doit faire attention par exemple aux pâtes qui apportent une bonne quantité de carbohydrate.

Voici une liste de quelques aliments que les diabétiques peuvent manger sans risque en quantité :
- moutarde, cornichons, sauce vinaigrette
- bouillon, boissons non sucrées, café, thé
- myrtilles, rhubarbe
- endives, laitues, épinards
- basilic, graines de céleri, poivron, ciboulette, curry, ail, citron, origan, paprika, poivre, sauce soja.
- choux, céleri, concombres, champignons, radis.

LES PROTÉINES

La quantité de protéines que vous devez obtenir par jour par votre alimentation doit être dans les 30% de la totalité de ce que vous consommez. Les sources de protéines sont la viande (volaille, bœuf, porc et poisson), le lait et le fromage.

Les protéines n'ont d'effet sur le taux de glycémie que plusieurs heures plus tard.

Un plat idéal pour diabétique consiste à mélanger de la salade avec des protéines végétales : haricots, pois chiches.

Les pâtes faites à base de farine de soja sont plus riches en protéine et faible en carbohydrates (ce qui les rendent intéressantes pour les diabétiques).

La viande de bœuf est une bonne source de protéine, mais contient aussi beaucoup de graisses saturées et de cholestérol. Enlevez toujours le gras de la viande quand vous en consommez.

Le filet de veau est un excellent choix par rapport aux autres variétés de viande, puisque c'est pauvre en matière grasse.

Vous pouvez remplacer quelquefois la viande par des lentilles et des haricots, en tant que source de protéines. Mais notez qu'ils apportent également des carbohydrates.

CUISINES DU MONDE ET DIABÈTE

La cuisine chinoise convient bien aux diabétiques, à l'exception du fait de faire attention à la consommation de riz (une source de carbohydrate). La cuisine chinoise utilise surtout les légumes, fruits et poissons, et très peu de friture et de matière grasse.

La cuisine thaï est un excellent choix pour les diabétiques. En effet, généralement cette cuisine pourtant succulente n'utilise pas trop de matières grasses. Les quantités de viande, de sel et de sucre sont aussi très modérées. Les légumes et fruits y tiennent la majeure place.

La cuisine asiatique en général est bonne pour les diabétiques et généralement pour la santé. En effet, on peut constater que les populations asiatiques souffrent moins de maladies du cœur, de cancer ou de diabète. Cette cuisine est généralement composée de fruits de mer, de légumes en grande quantité et n'utilise pas de produits laitiers.

Dans la cuisine indienne, ce qui est cuit à la façon tandoori est bon pour vous. Vous pouvez aussi consommer du chapatti (un pain indien rond et plat fait de farine de blé complet).

Pour la cuisine italienne, la soupe minestrone est excellente pour les diabétiques. Pour les pâtes, faites juste attention à la quantité et à la sauce qui les accompagne (les sauces préparées avec du beurre ou du fromage sont à éviter).

La cuisine japonaise est aussi en général bonne pour les diabétiques : les sushis, les poissons grillés, les soupes. Comme toujours évitez la friture et faites attention à la quantité de riz que vous prenez.

La cuisine mexicaine est probablement la cuisine où les diabétiques doivent vraiment faire preuve de modération. Evitez le guacamole et les plats composés essentiellement de saucisses. Préférez les plats à base de riz et de poulet grillé. Les tortillas et les burritos peuvent être pris à condition de faire attention à l'excès de fromage et de crème.

RESTAURANTS, FAST-FOOD ET DIABÈTE

Quand vous commandez un plat au restaurant. Assurez-vous de bien connaître ce qu'il y a dans le plat et de ce que cela fera sur votre taux de glycémie.

Calculez bien la quantité que vous mangez au restaurant. Laissez-en ou emportez le reste chez vous en cas d'excès.

Choisissez un restaurant où vous pouvez y aller à pied (et rentrer aussi à pied). L'exercice que vous ferez vous aidera à brûler les calories supplémentaires.

Au restaurant, demandez à ce qu'un ingrédient soit enlevé ou remplacé si l'ingrédient en question n'est pas bon pour vous, ou encore la façon dont le plat est préparé (remplacer le lait par du lait écrémé, réduire la quantité de beurre utilisé, servir la sauce séparément, griller ou cuire au four au lieu de frire).

Dans un restaurant établi depuis un bon bout de temps, vous avez plus de chance d'avoir affaire à du personnel plus expérimenté qui sera plus à l'aise pour traiter des demandes spécifiques.

Cherchez des restaurants qui proposent des menus spéciaux pour des personnes ayant certains problèmes de santé. Ces établissements sont aussi plus souples pour traiter des demandes spécifiques sur les plats.

Quand vous allez au restaurant, choisissez un en fonction de ce que vous avez déjà mangé dans la journée. Si vous avez déjà mangé suffisamment de carbohydrates, par exemple, ne choisissez pas un restaurant qui fait des pâtes sa spécialité.

Buvez de l'eau ou grignotez quelque chose avant d'aller au restaurant. Comme cela, vous éviterez d'avoir trop faim et de commander quelque chose qui fera grimper votre taux de glucose.

Si vous arrivez en avance au restaurant, évitez de vous installer au bar à cocktails. Demandez immédiatement à vous asseoir et demandez aussi à ce qu'on enlève le pain ou les chips sur la table (s'il y en a). Commandez des crudités si vous devez encore attendre avant de manger.

Avant de commander au restaurant, vérifiez votre taux de glucose pour connaître la quantité de carbohydrates que vous pouvez encore prendre.

Beaucoup de restaurants arrangent leurs menus et leurs plats du jour pour vous inciter à commander les plats les plus larges en quantité. Faites attention.

Vous pouvez aussi prendre juste un apéritif en guise d'entrée.

En cas de doute, demandez toujours comment un plat a été cuit : l'huile utilisée, avec du beurre, …

Encore en cas de doute, commandez juste une soupe légère (pas crémeuse) et de la salade. C'est une combinaison délicieuse, légère en calories et qui est faible en carbohydrate.

Pour les salades, demandez à ce qu'on serve l'assaisonnement et la sauce à part. Vous pouvez ainsi contrôler ce que vous consommez.

Commandez du poisson autant que possible à la place de la viande. Mais rappelez-vous toujours que le poisson frit vous fera plus de tort qu'un steak cuit ou grillé.

Méfiez-vous des plats végétariens au restaurant, ils sont souvent trop riches en carbohydrates ou cuisinés avec des produits laitiers riches en matière grasse.

Si vous risquez d'attendre longtemps avant d'être servi, demandez des légumes que vous pouvez grignoter en attendant.

Dans le menu d'un restaurant, les termes suivants indiquent une préparation qui contient peu de matière grasse : cuit au four, cuit à la vapeur, fumé, grillé, bouilli. Les termes suivant indiquent le contraire : avec du beurre, à la crème, frit, doré, sauce, sauté, aigre-doux.

Une idée quand vous allez aussi dans un restaurant offrant des spécialités locales, c'est de voir si le personnel (les serveurs et serveuses, par exemple) est en surpoids. Il y a de fortes probabilités que le personnel du restaurant mange fréquemment ce que le restaurant sert.

Les desserts dans la cuisine française sont en général trop sucrés et riches en carbohydrate. Dans un restaurant, demandez plutôt un dessert composé essentiellement de fruits.

Evitez les plats préparés avec du lait de coco, trop riche en matière grasse.

Les fast-foods

Dans les fast-foods, évitez tout ce qui répond aux appellations comme « double », « supplément » ou « extra ». Evitez aussi tout ce qui contient du bacon ou des saucisses.

Dans les franchises (comme McDonald par exemple), ce qu'on sert est exactement le même dans un établissement comme dans un autre. Vous pouvez donc savoir à quoi vous attendre. Ce sont les fast-foods qui servent les plus grandes quantités alors faites encore plus attention avec eux.

Généralement, ce sont aussi dans les fast-foods qu'on utilise majoritairement la friture pour les plats. Ce qui n'est pas du tout bon pour les diabétiques.

Evitez les sodas et les milk-shakes dans les fast-foods. Ils sont généralement trop sucrés.

Les pizzas contiennent généralement un peu trop de matières grasses et peu de protéines, mais l'apport en carbohydrates est convenable. Partagez donc toujours une pizza, et ne négligez pas aussi la quantité de sel que cela apporte.

Voici quelques ingrédients que vous devez éviter d'avoir dans une pizza : bacon, le cheddar, le pepperoni et le saucisson.

ENFANT ET DIABÈTE

Les causes principales du diabète infantile :
- consommation excessive de matières grasses
- consommation excessive de boissons sucrées
- insuffisance d'exercices physiques

Expliquez et montrez à un enfant diabétique ce qu'il doit manger et ce qu'il doit éviter de manger. Lui montrer aussi que les commerces et la publicité l'incitent à consommer ce qui n'est pas bon pour lui.

On doit aussi apprendre aux enfants diabétiques à faire attention à ce qu'ils mangent. Puisque les enfants sont les plus enclins à « grignoter » en dehors des repas, voici quelques aliments qui ne représentent pas un risque pour eux :

- des bretzels à base de blé complet
- un yaourt faible en matière grasse
- de la gélatine non sucrée
- une pomme
- un sandwich à la dinde
- du fromage blanc
- des cacahuètes grillées

Ne négligez pas le petit-déjeuner d'un enfant diabétique et il ne doit surtout pas sauter un repas.

Ne faites pas un menu à part pour un enfant diabétique. Ce qui convient aux diabétiques convient également à tout le monde, et votre enfant ne se sentira pas isolé ou exclu.

FAIRE SES COURSES

Quelques précautions et bonnes habitudes s'imposent quand on fait ses courses en faisant attention à son diabète.

Avant d'aller faire vos courses, préparez soigneusement la liste de ce que vous allez acheter. Vous serez moins exposé à l'envie d'acheter autre chose.

Mangez aussi quelque chose avant d'aller faire vos courses. Si vous avez faim en parcourant les rayons, vous risquez d'acheter quelque chose qui fera du tort à votre taux de glycémie.

Les rayons des supermarchés sont arrangés de façon à attiser l'envie d'acheter les produits les plus chers, donc généralement les plus riches en calories. Ce qui n'est pas vraiment l'idéal pour les diabétiques.

Faites toujours vos courses dans le même supermarché. Faire vos courses dans un endroit inconnu risque de vous faire exposer à des produits qui vous tentent et qui ne sont pas bons pour vous.

Faites vos courses pendant les heures où il n'y a pas foule. Vous finirez rapidement et ne serez pas tenté de grignoter quelque chose dans une file d'attente.

Ne parcourez jamais tous les rayons et tous les étalages d'un supermarché

Evitez de déguster les échantillons gratuits proposés dans les supermarchés. Ils sont généralement trop riches en calorie afin de relever le goût.

Il n'est pas conseillé de faire les courses avec vos enfants. Au moins, assurez-vous que vos enfants n'ont pas faim à ce moment-là.

Gardez le contrôle à la caisse. Les produits placés près de la caisse sont généralement les plus tentants, et bien évidemment ceux qui sont les plus riches en calorie.

Quand vous êtes tenté par un dessert sucré (un gâteau, un muffin, une tarte, …), passez d'abord au rayon des fruits. Vous pourriez y trouver quelque chose d'aussi appétissante et qui pourtant ne fera pas du tort à votre taux de glycémie.

Prenez des fruits de différentes couleurs, chaque variété de couleur offre différentes vitamines.

Vous pouvez congeler les fruits de saison pour pouvoir les consommer plus tard.

Faites attention aux fruits secs : ils sont généralement très concentrés en carbohydrate.

Pour la volaille, si possible essayez d'acheter toujours de la viande dont la peau a déjà été enlevée.

Généralement les produits surgelés contiennent excessivement du sel et des matières grasses. Lisez attentivement les étiquettes qui les accompagnent, et évitez ceux qui sont déjà accompagnés de sauce ou de crème.

Les produits en conserve peuvent convenir, mais lisez bien ce qui est écrit sur la boîte pour savoir quel liquide est utilisé pour baigner l'aliment. Evitez si c'est de l'huile, car trop riche en matière grasse.

Les légumes en conserve contiennent aussi souvent trop de sel (prenez connaissance de la quantité de sodium sur la boîte). De même pour les fruits en conserve qui sont souvent trop sucrés.

Les jus de fruit en boîte ou en conserve contiennent aussi généralement trop de sucre.

Les sodas apportent beaucoup de calories et aucune valeur nutritive. Préférez plutôt boire de l'eau (à laquelle vous pouvez ajouter un peu de jus de citron pour relever le goût).

QUELQUES RECOMMANDATIONS

Ne négligez pas votre sommeil. On a tendance à avoir plus faim que d'habitude quand on manque de sommeil, et donc à manger plus.

Surveillez votre tension artérielle. La majorité des personnes diabétiques et en surpoids ont tendance à développer également l'hypertension.

Rejoignez un cercle ou un groupe regroupant des personnes diabétiques. L'entraide et le partage d'expériences entre les membres aident énormément à vivre avec le diabète.

Gardez une attitude positive avec le diabète : vous pouvez très bien vivre une vie harmonieuse et en pleine forme en étant diabétique. Vous pouvez même savourer une cuisine savoureuse en prenant juste des précautions.

Préférez autant que possible avoir 3 repas par jour. Si vous sautez un repas, vous risquez d'avoir excessivement faim et de manger plus qu'il ne faut.

Préférez griller, cuire au four ou rôtir les aliments au lieu de les faire frire.

Si vous préparez vous-même vos repas, prenez l'habitude d'avoir toujours à portée de main les ingrédients les plus fréquemment utilisés. Cela vous évitera d'aller souvent en acheter et ainsi risquer d'être tenté d'acheter quelque chose qui n'est pas vraiment conseillée pour votre diabète.

Essayez de manger du poisson au moins 2 fois par semaine. Cela aura un effet bénéfique sur votre cholestérol.

Vous pouvez utiliser de la moutarde – par exemple – pour relever le goût de vos salades au lieu d'utiliser de la mayonnaise ou de la crème (qui sont très r.ches en calorie).

En cas de petite faim entre les repas, préférez plutôt grignoter des fruits (frais de préférence, les fruits secs sont à consommer avec modération).

Si vous avez l'habitude de prendre des œufs au petit-déjeuner mais que vous devez faire attention à votre cholestérol, voici quelques aliments qui (à doser pour la quantité) peuvent être pris à la place :
- viande de dinde ou de poulet
- crevette grise
- fromage faible en matière grasse
- fromage blanc

Préférez consommer du pain préparé à partir de blé complet (et non raffiné).

Les myrtilles sont la meilleure source en antioxydants. Consommez aussi des amandes, très riches en vitamine E. Il en est de même pour les broccoli (évitez de les faire bouillir dans de l'eau que vous allez jeter, vous enlèveriez beaucoup de leur valeur nutritive).

Les patates douces sont aussi très conseillées pour leur vitamine C et la quantité de fibres qu'elles apportent.

Les œufs, surtout le jaune d'œuf, doivent être consommés avec précaution – à cause du cholestérol. Les diabétiques ne doivent consommer au maximum que 2 œufs par semaine. Vous pouvez également juste consommer le blanc.

Les fruits de mer sont moins riches en cholestérol que la viande ou la volaille et apportent du calcium et des protéines.

Les crustacés apportent du cholestérol en quantité non négligeable, mais contiennent très peu de graisses saturées. Faites juste attention au cholestérol quand vous en consommez.

Les tomates sont une excellente source de lycopène : un antioxydant qui est bon pour le cœur et les yeux, et qui aide aussi à prévenir le cancer de la prostate.

Utilisez de l'huile d'olive, qui ne contient pas de graisse saturée. Elle aide également à réduire le taux de mauvais cholestérol.

La viande d'agneau est une bonne source de fer et de vitamine B12, mais aussi généralement riche en matière grasse. Eliminez le gras avant d'en consommer.

Les pastèques contiennent de la vitamine C, de la vitamine A, de la beta carotène, et également du lycopène.

Consommez des aliments contenant du magnésium, qui est bon pour le cœur et pour les os.

Le cresson est également intéressant pour son apport en calcium.

Le saumon est recommandé à cause de sa richesse en acide oméga-3, qui aide à combattre les rides, l'arthrite, les éruptions cutanées, les troubles cardiaques, le cancer et la maladie d'Alzheimer.

N'enfermez pas complètement les légumes dans un récipient quand vous les passez au micro-onde. Laissez toujours une petite ouverture pour laisser la vapeur s'échapper.

Pour ne pas perdre trop des vitamines qu'ils contiennent quand vous faites cuire des légumes, plongez-les dans un court moment dans de l'eau bouillante, puis secouez-les ou plongez-les aussitôt dans de l'eau froide. Cela les empêche aussi de devenir trop mou.

Les huitres sont très riches en fer et en vitamine B12.

Les fruits de mer apportent des minéraux utiles au corps comme le potassium, l'iode, le fer et le calcium.

Manger régulièrement des fruits de mer peut aider pour le fonctionnement des reins pour les cas de diabète sévère.

Les poissons les plus riches en acides oméga-3 sont : le saumon, les sardines, le thon et le maquereau. Ces acides oméga-3 ont également des effets anti-inflammatoires, en plus de combattre le mauvais cholestérol.

Le poisson est toujours très conseillé dans l'alimentation des diabétiques. En plus, le poisson favorise une bonne santé du cœur.

Le saumon est un aliment riche en sélénium, qui est un autre antioxydant qui aide à combattre les maladies. Préférez le saumon sauvage à la place des saumons élevées industriellement.

Ne mettez jamais de la viande de volaille crue à côté ou avec des aliments qui seront consommés crus (comme la salade, par exemple). De préférence utilisez un couteau spécial pour la volaille, et nettoyez-le bien après chaque usage avec de l'eau chaude et savonneuse. De même nettoyez bien chaque ustensile et la surface qui étaient en contact avec la viande crue.

La dinde est une excellente source de vitamines B, de fer, de potassium, de sélénium et de zinc, surtout dans la viande de couleur foncée.

N'enlevez pas les os d'un rôti de porc pendant la cuisson. La cuisson sera plus rapide et le goût sera meilleur.

Ajoutez des baies, des myrtilles ou des raisins à vos muffins, crêpes et gâteaux et vous obtenez aussi des antioxydants, de la fibre et du goût.

L'huile d'olive est toujours le meilleur choix pour tout ce que vous cuisinez.

Voici quelques astuces pour relever le goût d'un fruit :
- épluchez une banane, congelez-la, puis passez-la au mixer avec des amandes ou un peu de beurre d'arachide.
- Mixez un melon mûr avec un yaourt à la vanille pauvre en matière grasse, un peu de noix de muscade, de la cannelle et un jet de jus de citron.
- Grillez des tranches d'ananas et enduisez-les d'un peu de jus de citron, un peu de miel et de la cannelle.
- Créez des brochettes avec vos fruits favoris et marinez-les dans du jus de citron, de la noix de muscade et de la menthe écrasée.

Les framboises et les myrtilles sont parmi les meilleures sources d'antioxydant.

Les citrons constituent un excellent choix pour donner de la saveur à vos desserts en raison de leur faible teneur en sucre.

La meilleure boisson est toujours l'eau.

L'exercice physique est très recommandé pour les diabétiques. Il suffit de faire de la marche rapide pendant 60 minutes (une durée que vous pouvez répartir tout au long de la journée).

L'exercice physique :
- réduit le taux de glucose
- aide à perdre du poids

- fait baisser le mauvais cholestérol et fait augmenter le bon cholestérol.
- réduit le niveau de stress
- régularise la tension artérielle
- réduit le besoin de médicaments et d'injection d'insuline.

Ce livre vous a plu ? trouvez d'autres livres intéressants sur
la page Facebook :
Facebook.com/deslivrespourvous

www.ingramcontent.com/pod-product-compliance
Lightning Source LLC
Chambersburg PA
CBHW030551290526
45786CB00004B/1970